Geoffrey Hodson: Krankheit aus esoterischer Sicht

Geoffrey Hodson

Krankheit
aus esoterischer Sicht

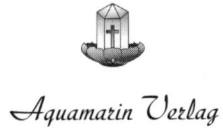

Aquamarin Verlag

ISBN 978-3-89427-607-2

3. Auflage 2013
Aquamarin Verlag GmbH • Voglherd 1 • 85567 Grafing
www.aquamarin-verlag.de

Geoffrey Hodson: *New Light on the Problem of Disease*

Aus dem Englischen übersetzt von Charlotte Wegner.
Der englische Text findet sich auch unter der folgenden URL im
Internet: http://hpb.narod.ru/ProblemOfDisease.htm
(Stand: 30. November 2009)
Umschlaggestaltung: Annette Wagner
unter Verwendung von © 17924674 – shutterstock.com

Druck: C.H. Beck • Nördlingen

INHALT

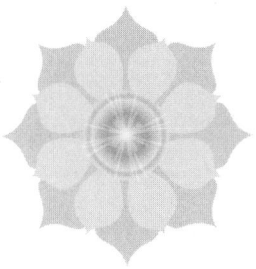

EINFÜHRUNG

Dieses Buch gründet sich auf folgende Annahmen:

1. Der Mensch ist ein dreifaltiges geistiges Wesen, das in vier stofflichsterblichen Hüllen inkarniert ist.

2. Die drei Aspekte seines geistigen Selbstes sind Widerspiegelungen göttlichen Willens, göttlicher Liebe und göttlicher Intelligenz.

In diesem geistigen Aspekt seiner Natur ist der Mensch eins mit dem Logos. Der Unterschied zwischen Logos und Mensch liegt in dem Grad, in dem ihre dreifaltigen Kräfte offenbar geworden sind.

In Gott sind diese Kräfte vollständig offenbar; im Menschen manifestieren sie sich graduell in dem Maße, in dem seine Evolution fortschreitet.

3. **Die vier stofflich-materiellen Körper (Hüllen) des Menschen in zunehmender Dichte sind:**

(a) sein Mentalkörper, aus Mentalstoff gebildet und Träger (Schwingungsfeld) seiner Gedanken.

(b) sein Emotionalkörper (auch Astralkörper genannt), aus Emotionalstoff gebildet und Träger (Schwingungsfeld) seiner Gefühle.

(c) sein Vital- oder ätherischer Körper, aus Ätherstoff gebildet und Träger seiner Lebenskraft sowie Verbindungsglied zu den feinstofflichen Hüllen.

(d) sein physischer Körper, bestehend aus physisch festen, flüssigen und gasförmigen Stoffen. Der Erdenleib ist das Werkzeug seines Handelns und seines Selbstausdruckes in der materiellen Welt.

Innerhalb dieses vierfachen stofflich-materiellen Teils seiner Natur verliert der Mensch für eine gewisse Zeit das Bewusstsein seines Einsseins mit Gott.

Mit fortschreitender Evolution gewinnt er sein verlorengegangenes Bewusstsein wieder. Diese Klarheit zurückzuerlangen, ist das Ziel allen spirituellen Strebens.

4. Der Zweck menschlichen Daseins ist geistiges Wachstum.

Dieses Wachstum besteht einerseits in der allmählichen Entfaltung der dreifachen spirituellen Kräfte aus ihrem latenten Zustand zu ihrer vollen Wirksamkeit; andererseits in der Entwicklung der vier stofflichen Träger, und zwar so, dass in ihnen die dreifaltigen spirituellen Qualitäten voll zur Manifestation gelangen. Der wahre Zweck aller Religionen besteht darin, dem Menschen bei der Erreichung dieses Zieles behilflich zu sein.

5. Das Ziel menschlicher Evolution ist jenes Maß an Vollkommenheit, wie es im Christentum beschrieben wird als das »Maß der Vollendung in Christus«. (Eph. 4,13)

Dies impliziert das Erreichen eines vollendeten Status von menschlicher Allmacht oder vollendeter Willenskraft; von Allgegenwart oder allumfassender Liebe; von Allwissenheit oder allumfassendem Wissen – so weit es auf der menschlichen Bewusstseinsebene möglich ist.

Das Erreichen dieser Vollkommenheit ist absolut gewiss für jeden Menschen.

Dem Gebot »Ihr sollt vollkommen sein, wie Euer Vater im Himmel vollkommen ist«, werden ohne jeden Zweifel einst alle Menschen Folge leisten.

6. Jenseits dieses Zustands menschlicher Vollkommenheit gibt es ein noch höheres Stadium übermenschlicher Vollendung; jenseits davon gibt es einen Stufenweg zu der geistigen Höhe des Logos selbst.

Der Logos ist der Schöpfer, Erhalter und Gestalter aller Welten seines Reiches und der geistige Ursprung aller Menschen. Er selbst ist ebenfalls noch in der Entfaltung begriffen, zusammen mit Seinem ganzen System und allem, was es enthält. Er reift einem Ziel zu, das weit jenseits des Verstehens des sterblichen Menschen liegt.

Da der Mensch ein göttliches Wesen im Werden ist, sind seine zukünftige Herrlichkeit, seine Weisheit und seine Macht ohne Grenzen.

7. Das Ziel menschlicher Vollkommenheit wurde bereits von Menschen erreicht.

Solche vollkommenen Menschen sind als Adepten und Meister der Weisheit bekannt.

8. Diese übermenschlichen Wesen bilden die innere Regierung der Welt und sind die wahren geistigen Lenker, Lehrer und Inspiratoren der Menschen.

Sie sind die erleuchtete Körperschaft der »Gerechten und Vollkommenen«, die »Gemeinschaft der Heiligen«.

9. Das Ziel menschlicher Vollendung wird erreicht durch aufeinander folgende Inkarnationen in stofflichen Trägern (Hüllen), die jedes Mal während der vorgeburtlichen Phase des

folgenden Lebens neu gebildet werden.

10. Wiederholte Inkarnationen haben zum Ziel, die latenten Kräfte des sich entwickelnden göttlichen Wesens, das der Mensch ist, hervorzubringen.

Zweck und Wirkung wiederholter physischer Existenz ist die Erziehung [d. h. die Hervor-Ziehung] im wahrsten Sinne des Wortes.

Ist das erreicht, so ist eine Wiederverkörperung [auf der physischen Ebene] nicht mehr notwendig. Jeder weitere Fortschritt kann dann in feinstofflichen Welten erfolgen. »Wer überwindet, den werde ich zum Pfeiler im Tempel meines Gottes machen, und er soll nicht mehr herausgehen.« (Offbg. 3,12)

11. Alle Inkarnationen sind miteinander
    verbunden durch das stets wirken-
    de Gesetz von Ursache und Wir-
    kung oder das Prinzip der ausglei-
    chenden Gerechtigkeit.

Alle unsere Handlungen, Gefühlsregungen und Gedanken erzeugen ihre eigene natürliche und ihnen
entsprechende Reaktion. Diese Reaktionen können
sofort erfolgen, etwas später im selben Leben oder
in nachfolgenden Inkarnationen. Auf dieses Gesetz
wird Bezug genommen im Neuen Testament: »Was
immer der Mensch sät, das wird er ernten.« Das
Sanskrit-Wort »Karma« bezeichnet in der Geistes-
welt des Ostens das Wirken dieses ewigen Gesetzes.

12. Handlungen, denen die Erkenntnis
    der Einheit zugrunde liegt und die
    motiviert sind durch Liebe, Dienen
    und Selbstlosigkeit, erzeugen Freu-
    de, Gesundheit und eine zuneh-
    mende Freiheit der Selbstverwirk-

lichung, die den Handelnden zur Wiederholung anregen.

13. Handlungen, die auf Getrenntheit basieren und durch Abneigung, Gier und Egoismus motiviert sind, erzeugen Schmerz, schlechte Gesundheit sowie eine zunehmende Beschränkung im Selbstausdruck, was den Handelnden von einer Wiederholung abbringt. So leitet das unbestechliche Gesetz die Menschen hin zur Rechtschaffenheit.

Freude oder Schmerz im Leben werden in ihrer Intensität bestimmt durch den Grad, in dem egoistische oder selbstlose Motive im Handeln Ausdruck fanden.

Leiden ist weder eine Bestrafung, die von oben auferlegt wurde, noch eine Widrigkeit des Zufalls, sondern es ist selbst verursacht und dazu bestimmt, den Handelnden sich seiner Übertretungen bewusst werden zu lassen. Daher ist jedes Leiden von seinem Zweck und von seiner Wirkung wahrhaft wohltätig und erzieherisch.

14. Der wahre geistige Mensch, der seine vier Körperhüllen bewohnt, ist sich des Wirkens dieses erzieherischen Gesetzes stets bewusst und erwirbt schließlich nach und nach Erkenntnis, Weisheit, Kraft und Charakter.

Diese bilden den einzig wahren und ewigen Besitz des Menschen. Es sind die »Schätze im Himmel, die weder Motten noch Rost fressen«.
Aller materieller Besitz und jede zeitliche Macht gehen dahin, und das ausschließlich darauf gerichtete Streben ist gänzlich vergebens.

15. Das Wirken des Gesetzes der ausgleichenden Gerechtigkeit bildet die einzige Kontrolle und das einzi-

ge Gericht, dem der Mensch jemals
unterworfen ist.

Der Mensch schafft sein Schicksal durch seine eigenen Handlungen, doch innerhalb dieses Gesetzes
ist er absolut und bedingungslos frei.

Der Mensch ist keiner äußeren geistigen Autorität
oder Macht unterworfen. Jegliche Religion, die auf
Furcht vor oder dem Wunsch nach Begünstigungen
von einem äußeren Gott basiert, ist falsch.

16. Es gibt eine geistige Alchemie,
durch die gegensätzliche Kräfte,
die aus selbstsüchtigen Handlungen entspringen, verringert oder
sogar aufgelöst werden können,
und zwar durch bewusste Aktivie-
rung von Energien und das In-Kraft-
Setzen von Taten, die durch Liebe
motiviert sind.

Liebe ist der wahre Stein der Weisen, und das Dienen ist der alchemistische Prozess, durch den niedere menschliche Eigenschaften und die Schmerzen des Leidens in das reine Gold geistiger Kraft und geistigen Glücks verwandelt werden können.

17. Diese Alchemie des Geistes kann bei der Heilung von Krankheit und Leiden selbst praktiziert werden. Sie ist die wahre Wissenschaft geistigen Heilens!

18. Der Prozess der Umwandlung von Defiziten in der Natur des Menschen in ihre vollkommenen Gegenstücke kann bewusst angewandt werden, um den Evolutionsprozess zu beschleunigen.

Das Ziel der Vervollkommnung, das alle Menschen in weit entfernter Zukunft erwartet, kann damit in vergleichsweise kurzer Zeit erreicht werden.

19. Diese spirituelle Lebensführung bildet den *kurzen und schmalen Pfad* im Christentum, den *edlen achtfachen Pfad* im Buddhismus und den *Pfad auf des Messers Schneide* im Hinduismus. Es ist der Weg zum Heil, zum Nirvana oder zur Befreiung.

Das Leben Christi, wie es in den Evangelien geschildert wird, ist eine dramatische Darstellung der Erfahrungen der Seele auf diesem Pfad.

Die Bergpredigt, die Lehren Buddhas und die Bhagavad Gita beschreiben jene Lebensführung, die notwendig ist, um Vollkommenheit zu erreichen.

20. Der Pfad geistiger Entfaltung ist heute wie in den alten Tagen offen. Er kann nur beschritten werden durch die Reinheit des Lebens und ein selbstloses Dienen dem göttli-

chen Willen gegenüber. Es ist der Weg, der zu Gesundheit, Glück, Vollkommenheit und ewigem Frieden führt.

I.

DER URSPRUNG VON KRANKHEIT

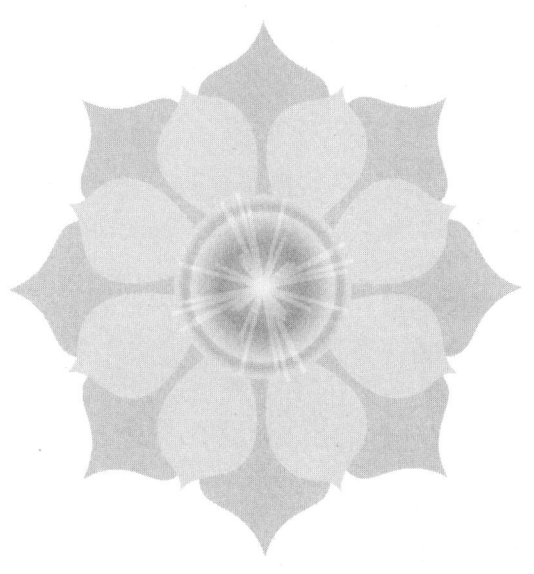

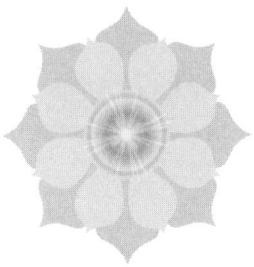

Krankheit ist der natürliche Begleiter der Unvollkommenheit. Sie wohnt der Natur des Sonnensystems inne sowie der Lebenskraft und dem Bewusstsein innerhalb dieses Systems; andernfalls gäbe es sie nicht.

Ebenso wie das ganze System in der Evolution begriffen und gegenwärtig unvollkommen ist, stellt Krankheit auf irgendeinem Planeten nur den Ausdruck von Unvollkommenheit in dem einen oder anderen Naturreich dar. Wenn man sie zurückverfolgen könnte, würden Krankheiten im Mineralreich gefunden werden, ebenso wie sie bereits im Pflanzen-, Tier- und Menschenreich gefunden wurden.

Das Studium einzelner Fälle und individueller Handlungen, die das Krankheits-Karma erzeugen, sollte uns nicht blind gegenüber der Tatsache machen, dass in den frühen Stadien der Evolution Krankheit ein universelles Phänomen ist.

Hinter jeder Krankheit des Körpers liegt eine Krankheit des Bewusstseins, die Ausdruck in der Erscheinungsform der Krankheit findet. Alle Krebspatienten oder jegliche andere Personengruppe, die mit ein und derselben Krankheit behaftet ist, stehen miteinander in Beziehung durch die Ähnlichkeit ihrer Krankheit. Volles Verstehen des Wirkens von Karma wird nicht durch das Studium von Einzelfällen allein erreicht werden, mögen solche Studien auch wertvoll und notwendig sein. Gruppenkrankheiten und Gruppenkarma müssen ebenso untersucht werden.

Krankheit ist der Natur innewohnend und wird es auch in Zukunft sein, bis ein gewisses Maß an allgemeiner Vollkommenheit erreicht ist. Die Aufgabe des Heilenden ist es, die Evolution des Einzelnen und der Gruppe zu beschleunigen, so dass jenes Ziel schneller herbeigeführt werden kann. Krankheit als Ausdruck der Stimme der Natur, welche auf Gesetzesüberschreitungen aufmerksam macht, fördert dieses Ziel. Gäbe es sie nicht, so würde das Erreichen von Vollkommenheit auf lange Sicht verzögert werden.

Daher muss der Heiler aufhören, Krankheit als ein Übel anzusehen, vielmehr ist sie eine Erscheinung oder Manifestation eines Aspektes evolvierenden Gruppenbewusstseins, unter dem Wirken gewisser Gesetze, die darauf ausgerichtet sind, das höchst mögliche Gute hervorzubringen. Er darf jedoch nicht in den Irrtum verfallen, zu dem der Philosoph neigt, nämlich dem des Nichthandelns als Resultat philosophischen Wissens. Er muss Leiden lindern, soweit es in seiner Macht steht, aber auch erkennen und die Leidenden ebenfalls lehren zu erkennen, dass Krankheit, selbst in ihrer scheinbaren Grausamkeit, im Wesentlichen wohltuend hinsichtlich ihres Zweckes ist. Auf den Felsen dieses Wissens müssen Forschung und Praxis gegründet sein.

Die Getrenntheit von Planeten und Sonnensystemen in Zeit und Raum ist eine Illusion. Der Kosmos ist ein ungeteilt Ganzes. Die Eigenschaften der Natur auf einem einzelnen Globus sind nicht separate Qualitäten jenes Globus, sondern gehören zum ganzen Kosmos. Zum Beispiel existiert keine tatsächliche Trennung zwischen Mond- und Erd-Evolution. Beide sind wesentliche Teile eines gemeinsamen Ganzen. Wenn man jedoch den Ursprung der Erdevolution zurückverfolgen würde, so würde man ihn im Mond finden, doch selbst dann würde man der Lösung des Problems nicht näher kommen. Der Forscher darf die Lösung nicht in Begriffen von Zeit und Raum und Getrenntheit suchen; vielmehr muss er das Sonnensystem als ein evolvierendes Ganzes in den Blick fassen.

Allein von diesem Gesichtspunkt aus vermag man die Erscheinungen eines seiner Teile zu verstehen und eine Philosophie darzulegen, die vollkommen und unangreifbar ist.

Karma wandert mit der Lebenswoge von Globus zu Globus, von Kette zu Kette, und verbindet Pläne, Systeme, Universen und Welten. Karma ist das fundamentale Gesetz hinter ihnen allen. In Begriffen absoluten Seins ist es ohne Attribute. In manifestierten Welten besitzt es die Eigenschaft des Wohltuns; es übt einen ständigen Druck aus in Richtung des höchsten Guten und wirkt hin auf die Erreichung des Zieles.

Wenn Systeme, Ketten, Globen und ihre Bewohner dem Ziel näher kommen, wird Krankheit verschwinden. Im Laufe dieses Prozesses wird Krankheit subtiler und weniger dicht-physisch sein; sie wird sich mit der Evolution des Lebens und des Bewusstseins, in denen sie zum Ausdruck kommt, verändern. Das Studium der Ursachen, der Zwecke und Heilmethoden der Krankheit und die Umsetzung der Ergebnisse werden somit die Evolution der Menschheit fördern.

II.

DIE GRUNDURSACHE
DER KRANKHEIT

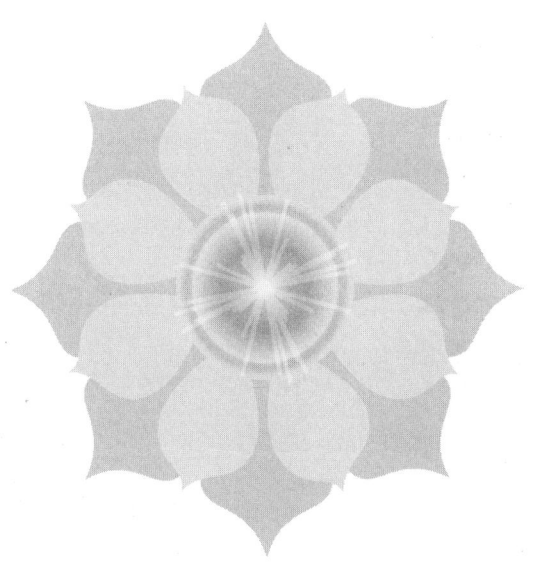

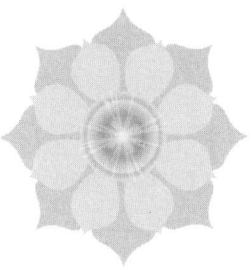

Die grundlegende Ursache in jedem individuellen Krankheitsfall liegt in einem Widerstand gegenüber dem Recht des höheren Egos (des inneren unsterblichen Herrschers, der der wahre Mensch ist), seine Persönlichkeit zu regieren (die zeitliche Manifestation des Egos in Form von Denken, Fühlen und Handeln), und einer Weigerung, auf die Stimme des Gewissens zu hören.

Bei dieser Grundursache lassen sich zwei Kategorien unterscheiden. Die erste stellt jene Art von Karma dar, das aus Säumigkeit der Persönlichkeit resultiert, und einem absichtlichen Verschließen der Ohren gegenüber der Stimme des höheren Selbstes. Daraus entspringt unrechtes Tun – jene Handlungen, die dem fundamentalen Prinzip der Einheit zuwiderlaufen.

Die andere Ursache ist das Karma, das aus der Unerfahrenheit des Egos resultiert und seinem Unvermögen, die Persönlichkeit in der rechten Weise zu lenken. Dies führt zu Sünden der Unterlassung, der Nachlässigkeit und der fehlenden Selbstdisziplin sowie der mangelnden Bereitschaft zur Hilfeleistung. Zwischen diesen beiden Gruppen gibt es viele Varianten, die eine Mischung beider darstellen, bei der die eine oder andere vorherrschend ist.

Unrechte Handlungen erzeugen Krankheit, während unterlassene Handlungen eine Disposition zur Krankheit hervorbringen; letzteres kann zu akuten physischen Beschwerden führen, muss aber nicht zwingend. Die Defizite zeigen sich insbesondere als Mängel des Charakters, als Fehlen jener Eigenschaften, die für ein gesundes Leben Voraussetzung sind. Beispiele, die ausschließlich für eine der beiden Gruppen zutreffen, sind äußerst selten, sie treten vielmehr meist in Kombination auf. Diese Einteilung wird jedoch als ein nützlicher Leitfaden für die Behandlung dienen.

Was die beiden Gruppen von unrechtem Handeln oder auch unterlassenem Handeln betrifft, so hat es den Anschein, dass die erste Gruppe auf eine physische Behandlung anspricht, während die zweite Art psychologische Methoden erfordert.

Da meist beide Typen in Kombination auftreten, müssen im Allgemeinen beide Methoden kombiniert werden, je nachdem wie es die Situation des Patienten erfordert.

Alle Menschen haben ein latentes Krankheitskarma, da sie auch unentwickelte Qualitäten und Charaktereigenschaften besitzen.

Das Vorhandensein latenter Krankheit bildet eine stete Quelle der Gefahr. Die Entwicklung der Medizin muss daher auf die Vervollkommnung vorbeugender Maßnahmen gerichtet sein.

Das Erziehungssystem der Zukunft wird Anstrengungen in dieser Richtung umfassen, der Lehrplan wird so ausgerichtet sein, dass er die Charaktereigenschaften tilgt, die [übles] Karma produzierende Taten ermöglichen, und dass der Einzelne geschult wird, Energien entgegenzusetzen, die jenes Karma modifizieren und schließlich neutralisieren. Darüber hinaus werden physische Maßnahmen angewandt werden, um latente Krankheit im physischen Körper auszuschalten.

Wir mögen schließlich zu dem paradoxen Axiom gelangen, dass Krankheit kuriert werden muss, bevor sie ausbricht, denn die Behandlung eines Kindes muss auf die Ausmerzung latenter Krankheit ausgerichtet sein.

In jenen Fällen, wo das akut wirkende Karma so schwer ist, dass offensichtlich jegliche Bemühungen unwirksam sind, sollten die Behandlungen trotzdem stetig fortgesetzt werden, sogar bis zum Lebensende. Solche Behandlungen und besonders solche Anstrengungen, die der Patient unternimmt, selbst wenn sie keinen Erfolg zu haben scheinen, sind faktisch eine Prophylaxe [Vorbeugung] für spätere Inkarnationen.

Obwohl der gegenwärtige von Krankheit heimgesuchte Zustand der Menschheit es erfordert, dass die medizinische Forschung auf die Heilung der Krankheit selbst ausgerichtet ist, so sollte dies jedoch als eine zeitlich begrenzte Phase betrachtet werden.

Krankheit wird niemals durch medizinische Behandlung allein von der Erde verbannt werden, sondern vielmehr durch den Fortschritt spirituellen und esoterischen Wissens, welches zur Erkenntnis vorhandener latenter Krankheit und Maßnahmen zu ihrer Ausmerzung führen wird.

Karma kann aufgespürt, verändert und sogar neutralisiert werden, bevor es physisch als aktive Krankheit in Erscheinung tritt. Letztendlich sind allein spirituelle Kräfte und spirituelle Erkenntnisse in der Lage, Krankheiten zu heilen.

Die vielen scheinbar physischen Heilungen, welche die medizinische Wissenschaft nun bewirkt, ereignen sich nur in den Fällen, in denen das Karma erschöpft ist. Im Falle anderer karmischer Bedingungen wird die medizinische Wissenschaft unausweichlich scheitern.

III.

FEINSTOFFLICHE URSACHEN UND IHRE GEGENMITTEL

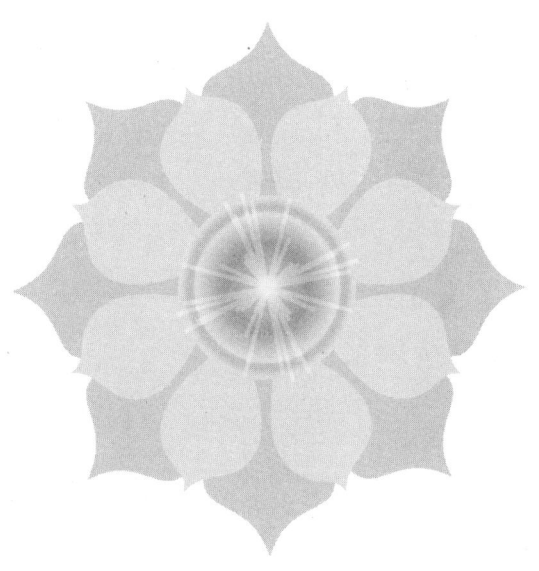

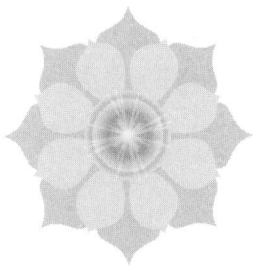

Während kleinere Krankheiten, die durch Infekte ausgelöst werden, nicht notwendigerweise einen spirituellen Ursprung haben, weisen chronische Krankheiten immer einen nicht-physischen Aspekt auf. Ihr Ursprung mag bis in den Mentalköper reichen. Solche tief verwurzelten Krankheiten können in vielen Inkarnationen auftreten. Ihr Ursprung liegt in Handlungen, die absichtlich bestimmte Aspekte der Wahrheit leugnen – Handlungen, an denen festgehalten wird trotz besseren Wissens, dass sie unrecht sind.

Ein Beispiel dieser Art kann in der unmenschlichen Grausamkeit gefunden werden, die für die

Herrscher und deren Untergebene in der Frühzeit
gewisser Kulturen charakteristisch war. Solche
Grausamkeit war ein Überbleibsel des wilden Status, aus dem die Betreffenden sich, wenn auch vor
nicht allzu langer Zeit, herausentwickelt hatten. Sie
hatten eine Stufe erreicht, auf der die Stimme des
höheren Selbst bereits vernehmbar war. Insofern
sie, nachdem sie in ein zivilisierteres Stadium ein-
getreten waren, weiter an einem Verhalten festhiel-
ten, das aus karmischer Sicht nur für den Wilden
relativ harmlos war, ignorierten sie nun die Stimme
des höheren Selbst.

Jene Stimme spricht im Namen der Einheit [al-
len Lebens], das ist eine fundamentale Wahrheit.
Grausamkeit leugnet diese Einheit. Gleich in wel-
cher Form, trifft das Karma solchen Tuns Geist
und Körper. Grausamkeit in der einen oder anderen
Art ist die häufigste Ursache der Krankheit. Das ist
auch der Grund, warum Krankheit oft so grausam
erscheint.

Das größte Gegenmittel gegen jegliche Art von Krankheit ist die Anerkennung der Einheit [des Einsseins] und ihres entsprechenden Ausdrucks im Leben durch Liebe und Dienen. Allen Leidenden sollte daher das fundamentale Gesetz der Einheit gelehrt werden, und sie sollten angeregt werden, Liebe zu entwickeln und aus ihr heraus zu leben. Dies ist vielleicht die einfachste Methode, die metaphysischen Aspekte der Heilungsprozesse einfließen zu lassen, die in der physiologischen Behandlung ebenfalls angewandt werden. Die große Mehrheit der Leidenden bedarf einfach der Liebe als der Eigenschaft, die zu entfalten ist – eine Unterweisung, Sympathie und Zuneigung über die ganze Welt auszustrahlen, besonders auf jene in ihrer unmittelbaren Umgebung.

In dieser Richtung wird Krankheit letztendlich geheilt werden. Der Leidende wird entweder durch Meditation den Charakterfehler entdecken, der ihn Handlungen begehen ließ, die das Karma heraufbeschworen, oder er wird einen spirituellen Lehrer konsultieren und dann in sich gehen, um die erforderliche Eigenschaft zu entwickeln und zu lernen, ihr Ausdruck zu verleihen.

Alle Massenheilungen basieren auf dem Wirken dieses Prinzips, das wahrscheinlich in naher Zukunft verstärkt Anwendung finden wird.

Eine große Zahl Leidender wird sich unter einem geistigen Lehrer zusammenfinden, der sie lehren wird, ihre eigenen inneren Kräfte freizusetzen und die fundamentalen Eigenschaften der menschlichen Natur zu entwickeln, die ihnen fehlen. Der Einzelne und die Massen müssen aus der Krankheit heraus erzogen werden. Ihr Werte-Verständnis muss sich ändern. Das intensive Streben und starre Festhalten an der physischen Existenz resultiert aus einem falschen Sinn für Werte. Dieses Verlangen, durch Täuschung entstanden, ist eine andere Grundursache von Krankheit.

Bei Menschen des Westens entgleitet die Persönlichkeit zeitweilig der Kontrolle ihres höheren Selbstes infolge der enormen Intensität, mit der sie sich an den physischen Plan heften und nach physischem Erfolg streben. Dadurch, dass sie mit glühendem Eifer physischen Vergnügungen und Errungenschaften nachjagen, wird das Bewusstsein nach außen auf die Physis konzentriert, die für sie den höchsten Platz auf der Skala lebenswichtiger Werte einnimmt. Diese Haltung gilt es umzulenken, und der geistig Heilende wird daher versuchen, beim Patienten Gleichmut und eine Loslösung von den Gegenständen der Sinne zu erwirken und eine Anerkennung des wahren Zieles menschlicher Existenz.

Ausschließlich animalisches Gefühlsleben und ein Sich-Gehen-Lassen ist in seinen karmischen Folgen für den physischen Körper in den frühen Stadien der Evolution weniger gravierend als in den späteren, wenn Wissen von der wahren Bedeutung des Lebens erworben wurde. Der Grad, in dem durch eine Handlung die Stimme des Gewissens geleugnet wird, ist der entscheidende Faktor, der Heftigkeit und Ausmaß der Krankheit bestimmt. Daher muss der Entwicklungsstand der Patienten

beachtet werden, will man versuchen, Art und Ausmaß der karmischen Verpflichtungen zu entdecken.

Die Fähigkeit, karmische Verpflichtungen von
der Krankheit her zu beurteilen, und das Maß,
in dem sie [bereits] erfüllt sind, kann entwickelt
werden. Eine Klassifizierung der Arten von Karma und der entsprechenden Krankheiten kann von
größtem Nutzen sein. Zu Beginn der Forschungen
mag Hellsehen zwar nützlich sein, doch ist es kei-
neswegs wesentlich. Die weit verbreitete Fähigkeit
einer intuitiven Diagnose, angewandt auf die feinstofflichen und auf die moralischen Bereiche, wird
sich als völlig ausreichend erweisen.

IV.

KRANKHEITS-KARMA
– WIE WIRKT ES SICH AUS?

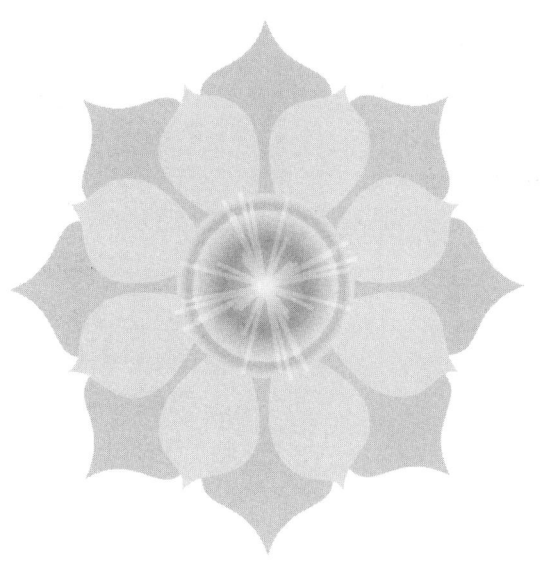

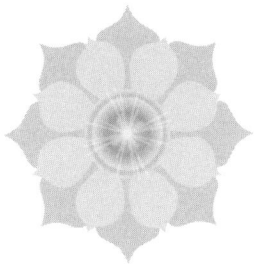

Ebenso wie es einen Grundirrtum als Quelle aller gegenläufigen [negativen] karmischen Reaktionen gibt, so gibt es eine Grundkrankheit, die die Wurzel jeglicher Krankheit ist. Der grundlegende Irrtum hinter allen Einzelirrtümern ist der Egoismus. Egoismus wiederum kommt aus dem Unvermögen, Einheit zu erkennen, und ist demzufolge das Ergebnis der Vorstellung von Getrenntheit. Das grundlegende Karma hinter jeglichem Krankheitsgeschehen hat daher seine Ursache im Bewusstsein der Getrenntheit. Die Vorstellung von Getrenntheit ist die Wurzel jeglichen Fehlverhaltens, gleichgültig ob Karma entsteht oder nicht.

In gleicher Weise gibt es ein Gift an der Basis, das alle Krankheit erzeugt, ebenso wie es einen Basis-Organismus gibt, der die Krankheit in den physischen Körper leitet. Dieser Organismus ist der nächst tieferstehende Agent von Karma; denn dieses hat bereits in den feinstofflichen Reichen gewirkt, bevor die gröberen Regionen befallen wurden. Jener Basis-Organismus ist in jedem präsent und ist einer der fundamentalen Faktoren, die den Körper bilden. Im Falle aktiver Krankheit hat das Karma, das als emotionales und ätherisches Gift eingeflossen ist, diesen Basis-Organismus geprägt und ihn aus einem gesunden in einen kranken Zustand versetzt. Diese Veränderung wird durch eine Einflussnahme auf das atomische Gefüge hervorgerufen, durch welches der Organismus gebildet, genährt und erhalten wird.

Diese Beeinflussung verändert dessen Funktionen, so dass er, statt aufzubauen und zu erhalten, schädigend wirkt. Ähnlich wirkt Krankheits-Karma auf die Substanz des Emotional- und des Ätherkörpers, die mit den entsprechenden Atomen im physischen Körper korrespondieren. Es wandelt deren Lebensatome zu ungesunden Gliedern im Körperverbund. Die Veränderung in der emotionalen Substanz findet automatisch Ausdruck im ätherischen und schließlich im physischen Körper. Die Veränderung ist daher natürlich und erfolgt in allen Hüllen im selben Körperteil.

Karma findet seinen Täter und bringt seine Wirkungen mit unfehlbarer Genauigkeit Leben für Leben hervor. Die Verbindung zwischen dem mentalen, emotionalen und physischen Körper der Inkarnation, in der das Karma verursacht wurde, und den karmisch belasteten Körpern der folgenden Inkarnationen liegt im *permanenten Atom*, in dem das Karma gespeichert ist.[1] Das *permanente Atom* entlässt sein Wohl und Wehe, wenn das Gesetz der Resonanz es die ihm zukommende Funktion ausführen lässt.

---

1 Vgl. dazu: A. Besant, *Eine Studie über das Bewusstsein.* Grafing 2004

Das Leben des Menschen entfaltet sich in einer Reihe kleinerer Zyklen von jeweils sieben Jahren, und jeder Zyklus hat sein entsprechendes Karma, positiv oder negativ. Das Krankheits-Karma wird in demselben kleineren Zyklus freigesetzt, in dem die Handlung, die es verursachte, einst geschah. Jeder Zyklus ist in der Tat eine Mini-Inkarnation. Setzen sich die Handlungen von einem zum anderen Zyklus fort, so wird es auch die Krankheit tun. Dieses Gesetz wird jedoch modifiziert, wenn durch den Handelnden von innen her Kräfte in der Richtung aktiviert werden, dass sie das Karma modifizieren. Auf diese Weise können zwanzig Jahre der Übertretung karmisch aufgewogen werden durch fünf, drei, zwei oder gar ein Jahr neutralisierender Anstrengungen.

Die Arbeit des Egos besteht darin, Charakterqualitäten zu entwickeln und Kräfte freizusetzen, die den Irrtümern der Persönlichkeit entgegenwirken. Dies geschieht umso wirksamer, je besser die Persönlichkeit kooperiert; darin liegt der Wert erzie-

herischer Therapien. Jegliche Therapie sollte erzieherisch wirken, denn wie wir gesehen haben, kann
dem Karma begegnet und es unwirksam gemacht
werden, ehe es körperliche Auswirkungen zeitigt.
Der geisteswissenschaftliche Einsatz neutralisierender Kräfte durch das Ego macht dieses schein-
bare Paradox möglich.

Man kann sich karmische Kräfte in den Begriffen der Spektralfarben vorstellen. Eine Farbe kann
weiß werden und somit buchstäblich verschwinden,
wenn sie auf ihre Komplementärfarbe trifft und mit
ihr verschmilzt. Gegenkräfte können unwirksam
gemacht werden durch das Gleichgewicht der polar
entgegengesetzten Kräfte.

Aus diesem Grund ist eine tiefgreifende Studie
über Krankheits-Karma nötig, so dass Wissen er-
langt wird:

1.) Über den Typus der Energie, die hinter einer jeden Krankheit steht.

2.) Über die Energie, durch die sie neutralisiert werden kann.

All dies mag außerhalb der persönlichen Sphäre geschehen. Es ist eine Form spiritueller Alchemie, die der Weisheit einer zukünftigen Menschheit angehören wird. Sie kann nicht wirksam werden, solange das Bewusstsein der Getrenntheit herrscht. Voraussetzung des Gelingens ist es, dass die Vorstellung von Getrenntheit bis zu einem gewissen Grad überwunden ist. Einigkeit [Einssein] ist die große Prophylaxe! Wenn das Ego dahin gelangt, so durchdringt dessen Kraft die Hüllen der Persönlichkeit und macht sie immun gegen chronische Krankheit. Sie [diese Kraft] gehört der Ebene der Weisheit an, von der es heißt, dass sie »mächtig und sanft alle Dinge ordnet«. Die Lebenskraft aus jener erhabenen Ebene umgibt und durchdringt jedes Atom jeder Hülle, sie bildet die Matrix. Als Folge einer intensiven persönlichen Erkenntnis erfolgt in weit gesteigertem Maß eine Herabkunft dieser spirituellen Heilenergie, die das wahre Gegenmittel jeder Krankheit ist.

Die Heilmittel, die der Mensch heute verwendet, entsprechen dem Stand seiner Entwicklung. Die Endepoche der menschlichen Evolution auf Erden wird einen Menschen vorfinden, der frei von Krankheits-Karma ist. Er wird im Bewusstsein der Einheit aufgehen mit allem, was lebt, mit *Jenem*, das hinter und in allen Dingen ist. Das Zeitalter, das jetzt zu Ende geht, ist das Zeitalter dichten Materialismus, obwohl in diesem Zeitalter, im Lauf der Zyklen, die Heilmittel immer weniger materiell werden, bis sie zuletzt ihrer Natur nach völlig spirituell sind.

Veränderungen und Modifizierungen dieses Grundprinzips stufenweiser Verfeinerung, sowohl der karmischen Prozesse als auch der physiologischen Behandlung, erfolgen des Öfteren. Krebs beispielsweise ist eine solch Ausnahme-Modifizierung, da er beschleunigt über die Menschheit freigesetzt wurde, um schneller karmische Hindernisse auszuräumen und um eine besondere Ankurbelung und Beschleunigung in der Entfaltung von Bewusstseinsprozessen herbeizuführen. Dies wurde dadurch möglich, dass gewisse Glieder der menschlichen Familie, welche Vollkommenheit erreicht hatten und deren Fortschritt außergewöhnlich schnell erfolgte, bereit waren, den verdienten Lohn ihres Erfolges zu opfern, um die ganze Menschheit an dem wohltätigen Karma ihrer guten Taten und dem von ihnen Erreichten teilhaben zu lassen.

Der Mensch steht an der Schwelle eines neuen Zeitalters und muss die Kluft zwischen den Methoden des materiellen und denen eines feinstofflichen Zeitalters, das nun beginnt, überbrücken. Anzeichen dieses Wandels lassen sich vielerorts erkennen. Die Wissenschaft selbst bewegt sich von einer (rein) materiellen zu einer feinstofflichen Konzeption. Am Ende wird sie weiter zum Spirituellen vordringen; dann werden Wissenschaft und Religion wieder als eins erkannt werden. Die großen Gegner, die sich schon annähern, werden Verkörperung und Ausdruck des fundamentalen Prinzips der Einheit sein, die zu erkennen die Evolution langsam ihren Weg emporwindet.

Die Heilmethode der unmittelbaren Zukunft ist schwer zu erreichen, denn die gegenwärtige Situation zwingt den Menschen, einen Kompromiss zu akzeptieren.

Ein Höchstmaß an Anpassungsfähigkeit im Denken und Handeln sind jetzt wesentlich. Der Geist der Weisheit sagt allen, die glühend nach einer Lösung der gegenwärtigen Probleme suchen, welche die Menschheit – physisch, mental und spirituell – bedrängen:

»Haltet den Blick fest auf jene spirituelle Alchemie gerichtet, durch welche Missgeschick letztendlich in Kraft gewandelt wird – durch das universelle Lösungsmittel, das die Liebe ist. Richtet eure Energien auf die Entwicklung von Methoden, die den Menschen helfen, ihr widriges Karma der Jetztzeit (in der Liebe selten und die Erkenntnis der Einheit auf die Wenigen beschränkt ist) durch Liebe zu neutralisieren. Arbeitet für eine universelle Bruderschaft – und sichere Führung wird euch gegeben werden. Die

Annahme der Bruderschaft als fundamentales Leitprinzip in allen menschlichen Beziehungen wird der Menschheit durch die gegenwärtige schwierige und gefährliche Übergangsperiode hindurchhelfen.

Entwickelt immer vollkommenere Methoden der Kooperation zwischen dem Spirituellen und dem Materiellen, zwischen Religion und Wissenschaft, zwischen der Kirche, dem Labor und dem Behandlungszimmer. Bedient euch höchst frei all der spirituellen Hilfe, die zu geben in den Kräften der Religion liegt, denn das Fundament, auf dem alle Religion gründet, ist Einheit. Das Leben jedes Wissenschaftlers wie auch das jedes Kirchenmannes muss auf Einheit gegründet sein, die ihren Ausdruck in der Bruderschaft, im Dienst und in der Liebe findet. Allein auf diese Weise kann die Suche nach Wahrheit, sei sie spirituell oder materiell, zu vollem Erfolg führen.«

V.

LATENTE KRANKHEIT

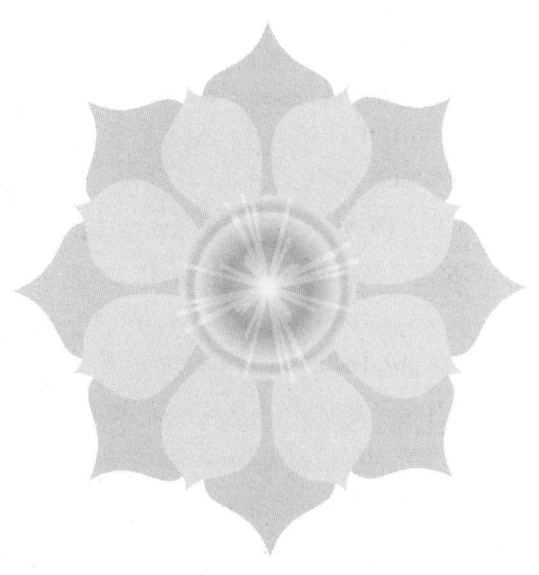

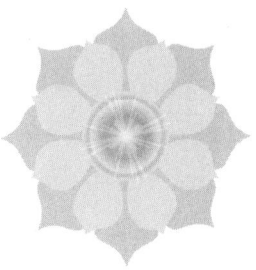

In allen Studien, die sich mit dem Menschen befassen, ist man gut beraten, sich der Prinzipien zu erinnern, die die Entstehung eines Universums oder eines Sonnensystems regieren. Als Erstes wird das Feld der Evolution umrissen und gleich einer Insel von allen anderen Feldern abgeschirmt. Dann ergeht vom Logos das schöpferische Wort, dessen Klänge – in der Art schwingender Kraft – alles enthalten, was ER, der Logos, innerhalb Seiner Selbst enthält.

Das Universum ist [daher] Gott – objektiv geworden. Bei seiner Geburt ist es Gott – wiedergeboren. An seinem Ende ist es Gott – höher evolviert. Ebenso ist es mit dem Menschen, der auch der Logos seines

Universums ist. Seine Körperhüllen sind er selbst, nach außen versetzt, objektive Manifestationen seiner inneren Fähigkeiten. Selbst seine Umgebung ist in gewisser Weise eine Repräsentation seiner eigenen Natur. Die Umgebung eines Menschen hängt nicht so sehr von den objektiven Erscheinungen ab, aus denen sie scheinbar besteht, als vielmehr von seiner Beziehung zu diesen Erscheinungen. Nicht einmal bei zwei Personen ist die Umgebung die gleiche, selbst wenn sie zusammen wohnen.

Ebenso wie der Logos wiederum in Seinem neugeborenen Universum lebt, so wird der Mensch stetig wiedergeboren, um sich zu entfalten durch das Medium seiner Körperhüllen und durch seine Umgebung. Seine Körperhüllen sind auf jeder Ebene Ausdruck seiner selbst, Materialisationen seiner Bewusstseinsqualitäten. Alle Substanz, aus der seine Körper gebildet werden, entspricht bis ins Kleinste dem Zustand und der Natur seines Bewusstseins. Wenn daher Versuche zeigen, dass die Krankheit aus der einen oder anderen der feinstofflichen Hüllen entspringt, so sei daran erinnert, dass damit *nur der äußere Aspekt der Krankheit entdeckt worden ist.* In Wirklichkeit hat alle Krankheit ihre Wurzel im Bewusstsein, das gleichermaßen zu studieren ist, so dass beide Hälften des Themas Gesundheit und Krankheit zusammenpassen. Der Mensch könnte nicht irren, wenn nicht in seinem Bewusstsein Samen des Irrtums vorhanden wären, die von einer früheren Inkarnation herübergebracht wurden.

Karma ist daher als dual anzusehen: Wenn es aktiv ist, so verändert es die Zusammensetzung und die Natur jeder Körperhülle. Es existiert aber ebenso im Bewusstsein, wo es sich als Charaktermangel, Hang zum Irrtum oder der Möglichkeit dazu ausdrückt. In dieser Dualität liegt die Erklärung für jede latente Krankheit, ebenso die Empfänglichkeit für und die Immunität gegen Krankheit. Latente Krankheit ist der äußere Ausdruck einer Schwäche im beseelenden Bewusstsein, eines Defizits in der Natur des Egos. Diese latente Möglichkeit muss nicht notwendigerweise als Krankheit ausbrechen.

In gewissen Fällen bietet die Natur des Karma dem Ego die Gelegenheit, den Mangel zu heilen und die karmische Schuldigkeit ganz auf der Ebene des Bewusstseins auszugleichen. Dies mag ihm dadurch gelingen, dass es die entsprechende Tugend entwickelt, die fortan an die Stelle der Charakterschwäche tritt.

Andernfalls ist das Vorhandensein latenter Krankheit immer eine mögliche Quelle der Gefahr, da sie den Betreffenden für eine Infektion empfänglich macht. Es kann auch ein andauernder Zug gegen die Entwicklung der Persönlichkeit sein oder verborgen an den Lebenskräften des Körpers zehren. Eine Vielzahl von Menschen von mäßiger, aber nicht vollständiger Gesundheit leiden in dieser Weise, obwohl sie vielleicht niemals eine akute Krankheit durchmachen. Diese sind besonders empfänglich für den erzieherischen Aspekt der Therapie, denn, wie wir gesehen haben, erlauben die Natur und das Karma dem Ego, seinen Verpflichtungen vollständig auf der Ebene des Bewusstseins gerecht zu werden. Jene Menschen müssen ihre inneren Defizite entdecken und durch die erforderlichen entgegengesetzten Tugenden ersetzen.

Die materiellen Aspekte der Krankheit sind bis heute als die wichtigsten angesehen worden, und sie stellten tatsächlich den einzigen allgemein anerkannten und behandelten Aspekt [der Krankheit] dar. Letztendlich wird einmal der Bewusstseinsaspekt der Krankheit der einzige sein, mit dem der Heiler befasst ist. Die Materie [Stoff] selbst wird weiter evolviert sein, und da sie auf diese Weise formbarer ist, wird sie leichter beeinflussbar sein und reaktionsfähiger auf Änderungen des Bewusstseins. Ein Ergebnis davon wird sein, dass Defizite im Bewusstsein schwerwiegende materielle Auswirkungen haben werden, aber es wird den Leidenden auch leichter in die Lage versetzen, sich selbst zu heilen, indem er die nötigen Änderungen in seinem Bewusstsein herbeiführt.

Die gegenwärtige Periode des Übergangs ist in besonderer Weise interessant, da sich nun eine Tendenz bemerkbar macht, den Bewusstseinsaspekt der Krankheit zu erkennen, obwohl viele fortgeschrittene Denker der Vergangenheit die Entdeckungen gegenwärtiger und zukünftiger Forschung in dieser Richtung vorausahnten. Die Homöopathie ist dafür ein herausragendes Beispiel.

Sobald daher medizinische Studien den Lernenden in die Lage versetzt haben, die Prinzipien des materiellen Aspektes der Krankheit zu verstehen, mag seine Aufmerksamkeit durchaus auf das Studium der Krankheit auf der Bewusstseinsebene gelenkt werden. Er wird innerhalb tieferer Schichten des menschlichen Bewusstseins seltsame Eigenschaften entdecken, besondere Hemmnisse und Blockaden, die den Aufbau und die Entwicklung seiner verschiedenen Körper beeinflussen und modifizieren.

Die Wirkungen dieser tieferen Ursachen der Krankheiten erscheinen hauptsächlich während

der vorgeburtlichen Phase, in der die Körper gebildet werden. Aus dieser Sicht betrachtet, ist alle
Krankheit in ihrem Ursprung vorgeburtlich, denn
die Möglichkeit der Krankheit, die im Bewusstsein existiert, fließt dann in die Körperhüllen ein.
Daher sind die vorgeburtlichen Bedingungen von
größter Bedeutung für die Gesundheit der im Aufbau befindlichen Körper. Karma, dem man durch
Bewusstseinserziehung begegnen könnte und mit
wenig oder keinem Leiden, manifestiert sich durch
eine ungünstige vorgeburtliche Umgebung häufig
direkt und ohne Verzug in körperlicher Krankheit.
Eine wichtige Sparte medizinischer Praxis der Zukunft wird in dieser Richtung entwickelt werden.

Die vorgeburtlichen Bedingungen müssen im De-
tail studiert werden, denn viele Leidende könnten
vor der Notwendigkeit physischer Krankheit be-
wahrt werden durch vorgeburtliche Anwendung
vorbeugender und heilender Maßnahmen. Die sich
neu bildenden Körper sind besonders aufnahme-
fähig für geistige sowie für materielle Einflüsse.

Obwohl die moderne Zivilisation es größtenteils unmöglich macht, wäre regelmäßiger Besuch von Gottesdiensten und der regelmäßige Empfang der Sakramente und geistiger Heilung von unschätzbarem Wert, sowohl für die Mutter als auch für das Kind. In der Kirche der Zukunft wird es besondere Aktivitäten unter der direkten Inspiration der „Weltenmutter" geben, einer kosmischen Wesenheit, die sich der Hilfe für werdende Mütter und reinkarnierende Egos widmet.

Der Wert solcher Arbeit kann kaum überschätzt werden, noch kann ihre Wirkung auf die Gesundheit und Physis der Menschheit übertrieben werden. Während der Schwangerschaftsphase reagieren die Körperhüllen besonders auf spirituelle Einflüsse, und die Modifizierung des zugeteilten Karmas lässt sich dann wesentlich leichter erreichen als nach der Geburt. Das Ego hat einen größeren Einfluss auf die Beschaffenheit seiner Körper in ihrem embryonalen Stadium, als wenn der physische Körper bereits geboren ist. Veränderungen, die durch spi-

rituelle Mittel hervorgerufen werden, können viel
leichter in seinen Körpern Ausdruck finden. Da dies
auch die Phase ist, in der Krankheit in die Körper
eingepflanzt wird, sind die Wichtigkeit spiritueller
Unterstützung sowie einer vollkommen harmoni-
schen Umgebung während der Schwangerschaft
offensichtlich.

Keine Krankheit kann oberhalb der Mentalebe-
ne fortbestehen, sei es des Planeten, des Sonnensystems oder des Kosmos. Jenseits dieser Ebene
herrscht Vollkommenheit. Es sind nur graduelle
Unterschiede im Entfaltungsprozess zu finden. Spirituelle Heilung und Erziehung sollten daher darauf
bedacht sein, das Bewusstsein der Persönlichkeit in
überpersönliche Reiche emporzuheben. Wenn eine
solche Erhebung erreicht wird, dann wird die Vollkommenheit der höheren Welten automatisch in die
niederen Welten reflektiert. Kraft aus dem Reich
des Christus-Bewusstseins oder der göttlichen
Weisheit fluten herab in die Persönlichkeit.

Die Eigenschaften göttlicher Weisheit in Denken und Tun zum Ausdruck zu bringen, ist das sicherste Mittel, um Karma zu neutralisieren, Irrtümer in Gedanken und Emotionen zu korrigieren und alle Hüllen zu harmonisieren. Jeder Patient könnte sich selbst heilen, wenn er nur sein Bewusstsein in jenes Reich erheben, dessen Licht und Kraft herabbringen und es in seinem täglichen Leben manifestieren könnte.

Der Arzt oder Heiler hat eine dreifache Aufgabe. Er muss die Irrtümer und Mängel, Missbildungen und Krankheiten des physischen Körpers korrigieren; in geistiger und emotionaler Hinsicht erzieherisch wirken und seine Patienten dahingehend schulen, die Heilungskräfte Christi in ihnen selbst freizusetzen. Dies ist die dreifache Funktion des wahren Heilers, der in sich selbst der Ausdruck des dreifachen Gottes ist.

Christus ist der große Heiler der Welt. Der Christus im Menschen ist der große, der wahre, der natürliche Heiler der Menschen. Mit Hilfe des spirituellen Lichtes, das in ihm selbst leuchtet, kann der Mensch seine Fehler, kann er das Wirken des Gesetzes verstehen, durch das er leidet. So gestärkt und erleuchtet, kann er die Kraft finden, um seine Mängel und Unzulänglichkeiten zu heilen, und das Wissen um die Erfüllung dessen, was das große Gesetz fordert.

VI.

KRANKHEIT IN DEN FEINSTOFFLICHEN KÖRPERN UND IM PHYSISCHEN KÖRPER

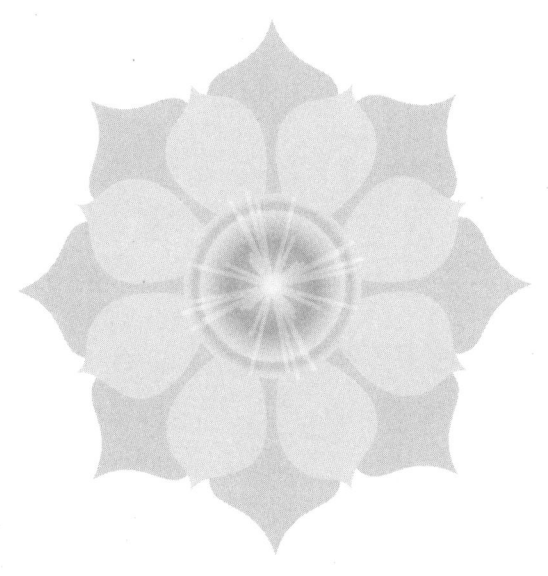

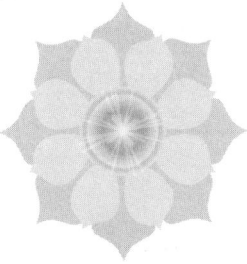

Krebs ist vor allem eine Krankheit, die aus dem Missbrauch von Macht entsteht. Unter ihr leiden vor allem jene, die sich auf dem ersten oder Willens-Strahl entwickeln.[2] Der Wille wurde missbraucht, er wurde angewandt, um Kräfte und Intelligenzen zu beherrschen und für persönliche Zwecke dienstbar zu machen, statt ihn auf die Höher-Entwicklung der Menschheit und die Beschleunigung individueller Evolution auszurichten. Ein unumstößliches Gesetz verfügt, dass da, wo der Schleier des Unsichtbaren durchdrungen wird, das Wissen und die Macht, die enthüllt und freigesetzt werden, zur Förderung der Entwicklung angewandt werden müssen.

---

2 Vgl. dazu: Ernest Wood, *Die sieben Strahlen*, Grafing 2004

Jeglicher falsche Gebrauch von Macht, jeglicher Missbrauch unsichtbarer und geistiger Mächte und Intelligenzen, ruft neues Karma auf den Verursacher herab, durch das er selbst das Opfer der Mächte und Kräfte wird, die er zu bezwingen versuchte. Verborgene geistige Energien beeinflussen und wirken auf den sich entwickelnden Menschen ein, wobei das Karma, das aus ihrem Missbrauch entstanden ist, vornehmlich aus dem Inneren des Menschen wirkt. Kundalini-Kräfte wirken, wenn sie missbraucht werden, schädigend auf das Hirn-/Rückenmark-System. Alle Krankheiten und Missbildungen der Wirbelsäule lassen sich auf einen Missbrauch des Schlangenfeuers zurückverfolgen. Damit wird ein Prinzip deutlich, und zwar jenes, dass das Karma aus dem Missbrauch äußerer Mächte ein Angriff und eine Verletzung durch von außen eindringende Wesenheiten ist, wohingegen der Missbrauch innerer natürlicher Kräfte den Menschen von innen her trifft.

Der Missbrauch von Gefühlskräften, von sinnlichen Ausschweifungen insgesamt, ganz zu schweigen von magischen und unheiligen Ritualen, führt dazu, dass die Schleimhäute angegriffen werden, die die Kanäle und Bahnen des Körpers auskleiden. Daher setzt sich die Krankheit in und auf den Schleimhäuten fest. Der Astralkörper selbst ist geschädigt und vergiftet, und das wirkt sich auf den physischen Körper aus.

Krankheiten, die einem falschen Gebrauch des Denkvermögens entspringen, neigen dazu, das Hirn-/Rückenmark-System und insbesondere kognitive Organe anzugreifen.

Jeder Teil des Körpers hat seine Entsprechung in einem feinstofflichen Prinzip. Der Missbrauch des jeweiligen Prinzips oder seiner Energien und Kräfte wirkt sich auf das entsprechende physische Organ aus. Dieser Prozess kann nur nach einem Studium der vorgeburtlichen Phase, während der sich die Körperhüllen bilden, vollständig verstanden werden. Alle sich aus ihr ergebenden Defizite und latenten Krankheiten entspringen dieser Phase des Einkörperungsvorganges.

Der moderne Psychologe mag in seinen Schlussfolgerungen hinsichtlich der Wechselwirkung zwischen dem subjektiven und dem objektiven Menschen zwar recht haben; doch vermag er nicht, den Gegenstand seiner Untersuchung weit genug im Inkarnationszyklus zurückzuverfolgen. Krebs zum Beispiel beginnt in jedem Lebenszyklus durch eine Veränderung im Mentalkörper in den allerfrühesten Tagen der vorgeburtlichen Lebenszeit. Das Denkvermögen wird definitiv beeinflusst, denn ein Teil der Substanz, aus der der neue Mentalkörper gebildet wird, kommt aus einem allgemeinen Reservoir, dessen Substanz ursprünglich in Resonanz mit dem Prinzip der Krebskrankheit versetzt wurde. Dies geschieht durch die Substanz, die in dem Mentalkörper eines Menschen gebildet wurde, der jene Gesetzesübertretung beging, von der Krebs ein Resultat ist.

Ein Teil der Substanz des Emotionalkörpers ist in gleicher Weise belastet. Die Krebs-Schwingung wurde ihm übertragen durch direkten Kontakt mit den Handlungen in früheren Körpern, die das karmische Leiden in diesem Körper verursachten. Gleichermaßen wurde der physische Stoff, der den neuen Körper aufbauen wird, einst in die Schwingungsrate von Krebs versetzt durch Verbindung mit üblen Ausschweifungen in der Vergangenheit.

Selbst unter diesen belastenden Umständen muss die latente Schwingung aus der Vergangenheit nicht notwendig aktiv werden. Eine große Zahl von Menschen auf der Erde leben unter diesen Bedingungen und haben bislang noch keine Krebs-Symptome gezeigt.

Leben um Leben bietet sich ihnen die Gelegenheit, ihr Karma zu neutralisieren und die schädigende Substanz aus ihrem Körper zu eliminieren. Erst nach wiederholtem Versagen in dieser Hinsicht bricht die latente Krankheit in den drei Körpern dann doch aus.

So geschieht es auch bei all den großen chronischen Leiden der Menschheit. Eine Empfänglichkeit ist immer vorhanden, nachdem die Karma erzeugenden Handlungen erfolgt sind. Ihre Spur kann sowohl in den feinstofflichen als auch im physischen Körper verfolgt werden. Bei letzterem findet sie sich im Allgemeinen im Blut.

Der Arzt begegnet den Menschen in den verschiedenen Stadien des sich auswirkenden Karmas, angefangen bei der latenten Phase der Disposition für die Krankheit bis hin zur akuten Phase, in der die Symptome erscheinen. Aus dem bisher Gesagten ist zu ersehen, dass die latente Phase diejenige ist, in der die besten Ergebnisse erzielt werden können. Der eindeutige Rat lautet daher, dass alle Kinder im Hinblick auf eine latente Krankheit behandelt werden sollten. Eine Methode wird zu entwickeln sein, mit der eine latente Disposition so früh wie

möglich nach der Geburt erkannt wird und Maßnahmen zu ihrer Tilgung entdeckt werden. Hell-
sichtigkeit ist vielleicht die ideale Methode, um die
notwendigen Tests durchzuführen; doch es werden
Instrumente, ausgehend von den schon gebräuchli-
chen, entwickelt werden, die es der medizinischen
Wissenschaft ermöglichen, eine latente Krankheit
während des ersten Lebensjahres zu diagnostizie-
ren. Dies alles wird dazu führen, eines Tages alle
Krankheitskeime auf der Erde in LICHT zu ver-
wandeln!

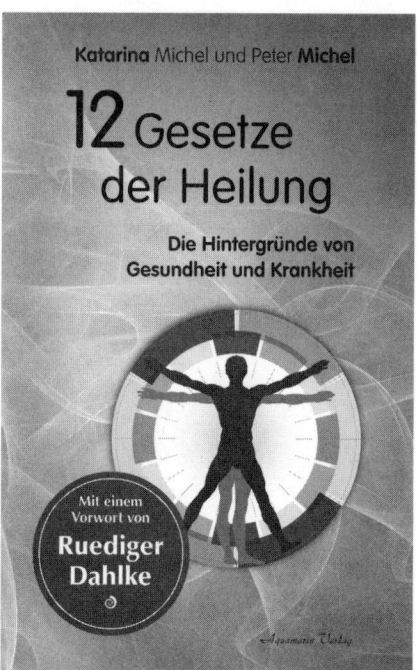

12 Gesetze der Heilung
Die Hintergründe von
Gesundheit und Krankheit
Katarina Michel &
Peter Michel
Hardcover, 192 Seiten
ISBN 978-3-89427-560-0

Die „Zwölf Gesetze der Heilung" stellen keinen „Howto-do-Ratgeber" dar, sondern behandeln das Wesen von Gesundheit und Krankheit von ihrem Ursprung her. Wer diese „Zwölf Gesetze" in seinem Leben verwirklicht, wird möglicherweise zu seiner eigenen Überraschung feststellen, dass er keine äußere Behandlung mehr benötigt. Er wird unzweifelhaft erkennen: „Wahre Heilung beginnt im Inneren!"